Bessières

ESSAI

HISTORIQUE ET CRITIQUE

SUR

LA CHALEUR ANIMALE;

Par J.-P. Bessières de Toulouse,

Docteur de la Faculté de Paris, ex-Chirurgien Interne des Hôpitaux de cette Ville; Ancien Chirurgien-Sous-Aide-Major de l'Hôpital Civil et Militaire de Toulouse, etc.

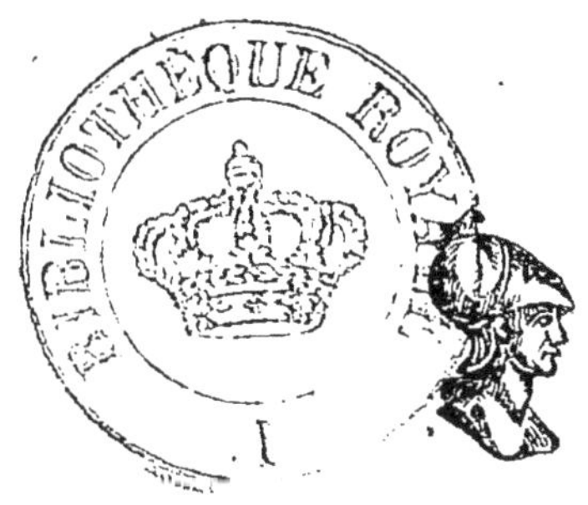

TOULOUSE,

DE L'IMPRIMERIE DE CAUNES,

RUE DES TOURNEURS, N.° 45;

1821.

A

M.r Alexis LARREY père,

Chevalier de la Légion d'honneur, Professeur de l'École de Médecine et de Chirurgie de Toulouse, Membre du Jury Médical du Département de la Haute-Garonne, de l'Academie des Sciences, Inscriptions et Belles-Lettres de la même Ville; Correspondant de la Société de Médecine de Paris, Intendant des Hôpitaux civils, etc.

Hommage respectueux de Reconnaissance et d'Attachement.

A

Mr Augste LARREY,

Docteur en Chirurgie, Membre de la Société de Médecine de Toulouse, Correspondant de celles de Marseille, de Bordeaux, de Nîmes, de Montpellier, etc.

Témoignage de l'Amitié la plus sincère.

In medio veritas.

LA médecine, comme toutes les autres sciences, soumise aux impressions variées de l'esprit humain et à la marche constante du temps, présente, dans son histoire, des époques importantes qu'il est utile de connaître, afin d'éviter les erreurs de nos dévanciers, et pour découvrir tout-à-la-fois les vérités que leur génie sublime peut avoir produites. Aujourd'hui que cette science a acquis de grands développemens, par les travaux d'une longue série de siècles, il conviendrait de vérifier, avec impartialité, toutes les théories, tous les systèmes, et toutes les opinions qui, jusqu'à ces temps, ce sont partagés son domaine. Ce travail, ainsi que je l'entends, ne pourrait que produire de grands résultats, s'il était entrepris par des hommes exempts de caprices, et peu faciles à se laisser entraîner aux tours brillans et trompeurs de l'esprit, comme à l'aspect de ces pensées imposantes par leur extrême profondeur, et qui ne renferment, assez souvent, que des vérités illusoires. La délicatesse d'une pensée choisie par l'esprit le plus subtil et le plus agréable, peut n'exprimer qu'un mensonge caché sous de beaux ornemens ; ainsi que ces principes enveloppés d'une obscurité profonde, et soutenus par des noms fameux dans les annales de la science, n'assurent pas constamment la vérité, fruit d'une raison sévère et éminente. Je crois que l'on pourrait dire, avec assurance, que toute métaphysique obscure et incompréhensible est absurde ou mensongère : la vérité n'a pas besoin d'artifice ; elle est simple, et doit être présentée de même, dépouillée de tous ces vains ornemens dont l'imagination poétique d'un auteur se plaît à la parer. Celui qui écrit ne peut faire mieux que de se rendre intelligible au plus grand nombre de ses lecteurs, en conservant un juste milieu, en ne se plaçant ni trop haut ni trop bas, et ne s'élevant point dans des régions ou l'esprit le plus commun des hommes ne peut pénétrer. Je ne nie pas pour cela l'utilité des systêmes; je veux bien que l'on en établisse de distance en distance: ce sont les travaux des hommes de génie qui viennent donner de nouvelles forces à la science, pour sa croissance et son perfectionnement, lorsqu'ils ne sont pas antiérement fondés sur des hypothèses. Il n'est pas de science qui n'aït eu ses systèmes; en médecine, leurs premières ébauches remontent, pour ainsi dire, à l'origine de la science, lorsque le divin Vieillard conçut l'idée de rassembler l'histoire de toutes les maladies connues, et qu'il essaya d'en former des groupes particuliers, des livres à part; surtout lorsqu'il voulut expliquer certains phénomènes vitaux, en les attribuant à des puissances inappréciables et purement hypothétiques. L'utilité des systêmes est évidente; ils servent à embrasser la science dans toute son étendue, à simplifier ses études, en coordonnant les idées, en montrant les rapprochemens nombreux et utiles que peuvent avoir les maladies entr'elles, et en faisant trouver pour ainsi dire sous les yeux, et en un instant, ce qu'on ne pourrait réunir, eût-on même le bonheur de parcourir une carrière plus longue que celle des anciens patriaches. Bacon, que l'on rencontre sans cesse sur le chemin de la vérité, faisait l'apologie des systèmes lorsqu'il disait: « Je ne ferai point comme ceux qui » voulant visiter et connaître un temple se promènent,

» une lampe à la main, de chapelle en chapelle, d'autel » en autel, et en éclairant une petite partie du temple, » laissent son immensité dans les ténèbres. Je suspendrais » au milieu de la voûte, un lustre qui, en éclairant » toutes les parties à-la-fois, montrerait, sous un seul » coup-d'œil, tous les autels et les images des dieux. »

Chaque créateur de système, examinant la science sous de points de vue différens, s'est formé un langage particulier, et a donné à ses explications une couleur locale, qu'il est presque indispensable de connaître pour parvenir à l'intelligence des phénomènes de la vie. Il serait peut-être assez facile de démêler la vérité au milieu de cet amas confus de langues et de tableaux divers, en restant dévoués aux principes les plus largement établis, à ceux que procure la philosophie. Ce serait le vrai moyen de féconder ces études, et de les rendre dignes du siècle qui a vu éclore les plus belles découvertes scientifiques; ce serait le seul moyen de fixer à jamais la science, ou du moins celui de prévenir ces apparitions soudaines des systèmes, ces accroissemens trop rapides qui la tuent, en ouvrant un champ vaste à l'exagération, à la fausseté. Semblables à ces insectes éphémères, que le même jour voit naître et mourir, les systèmes se succèdent dans le monde médical, lorsque l'imagination ardente d'un auteur n'a pu être appaisée par les méditations que suggèrent l'observation et l'expérience.

En faisant l'analyse de toutes les opinions qui ont été émises sur différens points de la science de la médecine, j'ai cru m'apercevoir que, le plus souvent, la vérité se trouvait placée dans un juste milieu, *in medio veritas*. C'est ainsi que je crois l'avoir démontré dans mes *Con-*

sidérations sur l'Adynamie, ouvrage qui a précédé celu que je publie en ce moment. En étudiant la caloricité il m'a semblé que les physiologistes sont tombés dan l'erreur, lorsqu'ils ont voulu attribuer exclusivemen ce phenomène aux agens chymiques, mécaniques, o aux seules lois de la vitalité. Cet examen m'a prouv que le meilleur moyen de parvenir à la solution de cett question, était celui d'admettre tout ce qui n'est pa exclusif parmi toutes les théories connues. Je n'ai poin d'intérêt à flatter les idées anciennes ou nouvelles; l vérité, c'est là ce que je cherche. *Neque à veteribus neque à novis sum, sed veritatem ubicumque invenio* Maintenant que je réalise ma promesse, ou que je m'e éloigne, il me restera toujours le mérite d'avoir ag indépendamment de toute influence étrangère, et d'avoi peut-être engagé quelques esprits bien supérieurs a mien, à suivre une route qui me semble devoir procurer quelques avantages à la science et à l'humanité.

ESSAI

HISTORIQUE ET CRITIQUE

SUR LA CHALEUR ANIMALE.

On entend par caloricité ou chaleur animale, cette propriété qu'ont les animaux de se maintenir à une température constante, toujours égale et presque hors de l'influence de celle de l'atmosphère, et des corps qui les environnent. Tous les êtres vivans, sans exception, jouissent de cette propriété; John Hunter et Sennebier, en ont fait la remarque pour le règne végétal; un grand nombre de physiologistes et de physiciens ont fait la même observation pour le règne animal : tous ont multiplié leurs expériences, afin de parvenir à la connaissance de la température de l'homme, et de constater les variétés qu'elle présente relativement à diverses circonstances de la vie, et aux différences qu'elle offre considérée dans l'ensemble des êtres vivans. La température de l'homme, dont nous devons nous occuper plus spécialement, est de 36.° 1/3 thermomètre centigrade, ou 29.° 1/2 therm.ᵉ de Réaumur. Les dernières expériences de MM. Edwoards et Gentil, se rapportent parfaitement à ce résultat. Cette température, quoique généralement fixe, peut varier de quelques degrés au-dessus et au-dessous de zéro. C'est ainsi que MM. Berger et Delaroche ont observé qu'elle s'était accrue de trois degrés dans une étuve, dont la température était de 39.° et de 4.° dans une autre, où le thermomètre de Réaumur marquait 64.°. Ce surcroît de chaleur n'arrive que dans quelques états maladifs, ou bien après des exercices violens du corps ou de l'esprit; il est aussi des cas où la température baisse sensiblement, ainsi que nous le verrons dans la suite.

Dans l'état physiologique, les animaux ne reçoivent aucune influence des corps qui les entourent, quelle que soit d'ailleurs leur température, à moins que la vie diminue, et qu'ils ne se rapprochent ainsi des êtres bruts et inanimés. Cette prévoyance de la nature devenait surtout utile à l'homme pour le rendre capable d'habiter toutes les régions du globe; pour le faire résister aux vents glacés des pôles, comme à la chaleur dévorante de la Zône-Torride. Il est un nombre prodigieux d'exemples de cette vérité. D'après l'abbé Chappe, Gmelin, Delisle et Pallas, les habitans de la Siberie resistent à l'action d'un froid de 130.° th. de Farenheit. En 1633, des Hollandais passèrent l'hiver sur une roche de Spitzberg, vers le 88.° de latitude, sans perdre un seul homme de leur équipage. Adenson rapporte que des Européens ont supporté, dans les contrées brûlantes de Sumatra et du Sénégal, une chaleur de 108.° th. Far. Nos guerriers valeureux, transportés sur les sables de la Haute-Egypte, d'après le recit de Denon, eurént à lutter contre le ciel embrasé de ces climats, dont la température était presque égale à celle que je viens d'indiquer. Des hommes courageux, dévoués à la science, se sont exposés, pendant plusieurs secondes, à une température de 100.° therm. Réaumur; tels sont Bancks, Blagden et Fordyce. Qui ne connaît pas aujourd'hui l'exemple fameux de ces trois filles, cité par du Hamel et Tillet, dans les mémoires de l'académie des sciences : on les a vu rester quelques instans enfermées dans un four chauffé jusqu'à 105.° ther. R. Ces expériences ont été fréquamment répétées sur des animaux, doués également de cette propriété. Personne n'ignore que les Russes prennent habituellement leurs bains de vapeurs dans un milieu, où le thermomètre de Réaumur monte jusqu'à 66.° Il est vrai que l'habitude contribue beaucoup à ce que l'action de la température ne vienne point altérer les fonctions et les tissus même des organes. Sonnerat a vu dans les îles Philippines des poissons se mouvoir dans une eau chaude de 69.° ther. Réaumur. On a vu également des animaux ne pas cesser de vivre, malgré que leurs humeurs fussent presque congelées. L'habitude seule peut faire résister les hommes à toutes ces impressions de la température, qui, si elles survennaient tout-à-coup, les frapperaient de mort, ainsi que nous pourrions le prouver par des exemples vulgaires.

Tels sont les caractères principaux de cette propriété vitale, dont on a cherché la source depuis bien de temps, sans qu'on ait pu cependant l'indiquer d'une manière positive. Nous voyons les anciens, malgré leur ignorance presque absolue des phénomènes de physique et de chymie, admettre des explications qui sont loin d'être dépourvues de vérité. Aristote comparait, fort ingénieusement, la respiration à un soufflet destiné à alimenter le feu intérieur ou vital. Hypocrate, étant persuadé que l'air était nécessaire à la combustion, il le regarda comme propre à nourrir et à tempérer la chaleur vitale. Galien croyait que la respiration était utile pour maintenir le corps à une température constante et naturelle. Cette opinion s'est conservée jusqu'à l'époque où les chymistes et les mécaniciens entreprirent d'expliquer ce problême physiologique, d'après leurs idées favorites. Ces derniers objectèrent, à ceux qui soutenaient que la caloricité dépendait de l'organe respiratoire, que souvent la chaleur du corps ne se trouvait pas en rapport avec les mouvemens de la respiration. Les chymistes soutinrent, à leur tour, que la chaleur vitale ne se rapportait pas non plus aux mouvemens de la circulation, qui était regardée par leurs antagonistes comme la source de la caloricité. Tandis que les chymistes persistaient à croire que les voies respiratoires étaient les lieux où se développait le calorique, des physiologistes physiciens ne voyaient en elles que des agens de réfrigération, expliqués parfaitement par l'organisation, ou plutôt la disposition des tissus qui composent ces organes. Barthez, chef de l'école des vitalistes, fournit cette objection après Sylvius et Etmuller ; Lavoisier la combattit. En admettant, pour le moment, ces deux explications, et les considérant l'une et l'autre comme exclusives, il en résulterait que plus les poumons et leurs dépendances seraient étendues, plus le chaud ou le froid seraient grands, relativement à l'une de ces deux opinions. Si nous consultons l'anatomie comparée, elle nous prouve, d'une manière péremptoire, que plus le poumon est étendu, toute proportion gardée, plus la chaleur est élevée : son accroissement suit enfin le développement de l'organe respiratoire. Cependant cela ne peut suffire pour exclure la seconde opinion, qui n'implique pas contradiction avec la première, puisque c'est par ce double phénomène que l'on peut parvenir à savoir comment il se fait que la chaleur se conserve en équilibre pendant toute la durée de la vie. La théorie d'Aristote a trouvé, dans des temps rapprochés de nous, des partisans qui, considérant conséquemment la chaleur animale comme une combustion continuelle, lui attribuaient ces embrasemens spontanés, observés, d'après certains médecins, dans un assez grand nombre de cas. Aujourd'hui il n'est guère raisonnable de croire à ces phénomènes, qui, quoiqu'ils fussent vrais, ne pourraient servir beaucoup cette théorie erronée.

Parmi toutes les théories connues, celle des

mécaniciens me paraît la plus fausse ; à l'époque où Boerhaave, Douglass et la Virotte l'enseignaient dans leurs écoles, Home et de Haën s'occupèrent à combattre ces nouvelles idées, qu'ils jugèrent, dès le principe, comme étant sans fondement. La victoire leur devint très-facile, en objectant à ces innovateurs l'absurdité de croire que les frottemens des fluides contre les solides, fussent capables d'engendrer ou de développer le calorique ; les frottemens eussent-ils lieu dans les gros vaisseaux, ou bien dans les capillaires, ainsi que le pensaient Douglass et de la Virotte. Ils leur opposèrent, avec raison, que la température du corps n'était pas toujours en harmonie avec les mouvemens de la circulation du sang. Tel est le cas d'un membre paralysé, dont le pouls est très-fréquent, et qui cependant est privé de chaleur et de mouvement. Sydenham, et plusieurs auteurs célèbres, tels que Witt et Pomme, ont fait cette remarque dans un grand nombre de maladies nerveuses.

Les phénomènes que je viens de citer, observés dans des lésions nerveuses, avaient fait penser à quelques médecins physiologistes, que la caloricité avait son unique source dans l'ensemble du système nerveux, en supposant, gratuitement, qu'il circulait à travers ces filets un fluide électrique, qui augmentait ou diminuait selon que ce système était plus ou moins excité par des causes diverses. Les principaux partisans de cette théorie furent Hunter, Rœderer et Wrisberg. De nos jours, un jeune docteur de Genève l'a renouvellée, en attribuant au système seul des ganglions la faculté de produire la chaleur vitale. Cette théorie fut renversée à son tour par les nouvelles connaissances que fournirent les découvertes des savans. Lavoisier, en publiant ses travaux, vint tarir la source des hypothèses. Cranfort et Watt, en Angleterre ; Fourcroy et MM. Laplace, Chaptal, etc., en France, étudièrent les phénomènes de la respiration ; et, comme on devait s'y attendre, on eut bientôt des notions plus précises sur cette fonction ou propriété vitale, pour satisfaire aux idées reçues. Ils reconnurent quel devait être le foyer de la chaleur animale, en voyant les combinaisons qui se faisaient dans les voies aëriennes ou respiratoires, par le contact de l'air avec le sang, fortement chargé de carbone. Ils expliquèrent, par ce même moyen, la régénération perpétuelle de la chaleur. Ce principe étant admis, il fut facile de l'étendre et de l'appliquer à tous les phénomènes de décomposition, tels que la digestion, le mélange du chyle au sang, et la transformation de cette humeur vitale en solides divers; ou, en d'autres termes, aux phénomènes de la nutrition, dans ces mouvemens de composition et de décomposition. Des physiologistes croyaient encore qu'il se passait dans le corps une sorte d'effervescence, excitée entre les parties d'un soufre animal ou phosphorée, qu'ils supposaient tout formé dans les humeurs. Tel fut Mortimer, ainsi que le désigne Venel dans l'encyclopédie.

Toutes les théories émises jusqu'à ce jour, me semblent vicieuses, en ce qu'elles sont trop exclusives. Il conviendrait, peut-être, pour concilier la théorie avec l'expérience, de les admettre toutes, en leur faisant éprouver quelques modifications, et en excluant, par exemple, celle de l'école des mécaniciens, parce que les principes de la science la désapprouvent complettement.

On ne peut douter que la circulation, la nutrition et la respiration ne soient des fonctions qui, quoique bien différentes, concourent à un résultat commun, malgré qu'elles ne soient pas destinées spécialement à ce dernier phénomène (la caloricité). Ceci a besoin de preuves, et nous nous engageons à les donner un peu plus avant. Il importe assez peu, je crois, de chercher avec le plus grand soin si la caloricité est une fonction ou une propriété vitale. Je me bornerai à dire que l'opinion des physiologistes est partagée ; que les uns, tel que l'immortel Bichat, la rangent au nombre des fonctions, tandis que des hommes, qui disputent avec lui la gloire d'avoir pénétré les mystères de la vie, tels que Barthez et M. Chaussier, la considèrent, avec plus de raison, comme une propriété du principe vital. En effet, les êtres vivans jouissent seuls de cette prérogative ; eux seuls peuvent rester sans atteinte au milieu d'une atmosphère dont la température varie sans cesse.

D'après ce que j'ai dit, il devient indispensable, si l'on veut faire accorder la théorie avec l'observation et l'expérience, d'admettre l'existence de plusieurs foyers, d'où s'élève le calorique, pour se répandre dans toutes les parties du corps, et concourir ainsi puissamment au libre exercice des fonctions. Ces foyers sont, 1.° la respiration pulmonaire et cutanée ; 2.° la digestion ; 3.° la nutrition ; 4.° le mouvement tonique, qui détermine le frottement des molécules solides les unes contre les autres.

On conçoit que je ne parle pas du frottement, ainsi que l'entendaient les mécaniciens ; je me suis suffisamment prononcé à cet égard. Ce dernier phénomène, dont on n'a pas assez tenu compte, est cependant très-utile pour l'explication de cette fonction vitale, en admettant que ce soit une sorte de fonction, exécutée par des organes, ainsi que nous le démontrerons. Ces différens foyers ne produisent pas une égale quantité de calorique ; et il est digne de remarque, que plus ils sont limités, plus la chaleur, ou la somme de calorique est grande. C'est ainsi que le tronc où se rencontrent les principaux foyers de calorique, à une température plus élevée que celle des extremités inférieures et supérieures, qui ne sont échauffées, en partie, que par les phenomènes résultant de la nutrition, et ceux du mouvement continuel imprimé aux solides. Le tronc possède, outre ces moyens communs à toutes les parties du corps, ceux qui résident en un point, et qui l'emportent sur les autres, à cause de leur concentration, de sorte qu'on pourrait diviser ces moyens en communs ou *généraux*, et en propres ou *locaux*. Les premiers comprendraient la nutrition, la respiration cutanée, et le mouvement moléculaire; les seconds, la respiration et la digestion. Tâchons maintenant de prouver que ces cinq moyens sont réellement producteurs de la caloricité, et découvrons, s'il est possible, l'agent que la nature emploie pour conserver au corps ce degré constant de chaleur.

Malgré tous les faits contradictoires des mécaniciens et des vitalistes, il est certain que la respiration est un véritable foyer de calorique, et qu'il est même celui qui en fournit le plus abondamment. On ne peut nier qu'il n'y ait en ce lieu décomposition résultant de la combinaison de l'air atmosphérique avec le sang veineux, surchargé de carbone et de parties trop hétérogènes, pour s'assimiler avec les molécules organiques existantes Il se forme du gaz acide carbonique, le sang s'empare d'une partie de l'oxigène de l'air, et il se développe assez de calorique pour élever sa température de deux degrés, et pour se propager en divergeant aux parties les plus voisines, comme à celles qui sont le plus éloignées du centre vital. Le calorique combiné se dégage pour devenir libre dans toutes les parties où le sang se décompose et se change en molécules solides ou organiques. C'était l'opinion de Black, que nous avons vu renouveller par M. Magendie, dans son précis élémentaire de physiologie, et par le célébre chymiste anglais, M. Davy. Ce savant dit que le sang artériel est plus chaud que le sang veineux, et que cette différence, pour leur calorique spécifique, est la même que celle d'où dépend leur pesanteur spécifique; c'est-à-dire, que ces différences existent dans les mêmes proportions, dans les mêmes rapports. Il a remarqué que le côté gauche du cœur était plus chaud que celui du côté opposé, et que la température des parties diminuait, ainsi que je le faisais prévoir, en raison de leur éloignement du centre vital. Les parties contenues dans les cavités splanchiniques ont une température plus élevée que celles du dehors. Hales a remarqué que cette différence était de 54.° à 58.°, à son thermomètre, qui répond à celui de Farenheit de 99.° à 103.° D'après les expériences de M. Magendie, la température des extrémités inférieures se trouve de 25.° ou 26.°, tandis que celle du tronc est de 32.°; ce qui contredit formellement l'opinion de Dehaën, qui croyait que la chaleur était uniformément répandue : elles sont également en opposition avec celle de Crawfort, qui pensait, il est vrai, à une capacité pour le calorique plus grand dans le sang artériel; mais qui admettait une égalité de température entre les deux côtés du cœur et toutes les parties du corps. Les expériences de Legallois, de MM. Brodie et Thillaye, prouvent incontestablement que lorsque la respiration est gênée dans ses mouvemens, la température baisse sensiblement au thermomètre. Ce phénomène est surtout rendu évident, lorsque ces changemens dans la respiration se font spontanément ; car, s'il en était autrement, le principe vital y suppléerait par des moyens qu'il est bien difficile d'apprécier, mais que nous connaissons par les effets. M. Davy a beaucoup étendu ses expériences ; il a, par exemple, remarqué que chez cinq enfans nouvaux nés, bien portans, leur température était d'un demi-degré de plus que chez l'adulte ; dans les douze heures suivantes, la chaleur augmenta encore d'un demi-degré, tandis que chez deux enfans faibles, dont la respiration était languissante, la température était moindre que celle de l'adulte ; vingt-quatre heures après, cette fonction étant devenue plus active et plus libre, la chaleur s'était élevée au-dessus de celle de l'adulte.

La chaleur vitale se trouve en rapport avec le développement de l'organe pulmonaire, et c'est là le motif qui a engagé Buffon, et le plus grand nombre de naturalites, à dresser une échelle qui indique le dégré de température que possèdent les animaux, en raison de la capacité de leur organe respiratoire, et relativement à la grosseur de leur corps. Ainsi voit-on les oiscaux, remarquables par l'organisation et l'étendue de leur voies respiratoires, former le premier échelon de cette échelle. Après viennent les mammifères, les reptiles, les poissons, les mollusques, les crustacés, les insectes et les zoophites. Dumas, célèbre physiologiste, pensait que le développement de la chaleur animale était subordonné à l'entrée de l'air dans la poitrine, à travers les poumons. Telle est l'opinion la plus généralement répandue, et celle qui mérite, je crois, le plus de confiance. Elle renferme des vérités que ne pourront jamais détruire les observations contradictoires que fournissent les maladies et les expériences des hommes intéressés à obscurcir ces points de doctrine bien établis. Il est vrai que l'anatomie pathologique a offert des objections à cette théorie, en rappelant simplement les cas où l'on a trouvé les poumons réduits considérablement de leur volume, de telle manière qu'il était presque impossible de les regarder comme capables d'exercer leurs fonctions. Des faits semblables sont assez communs ; Haller en a consigné un fort intéressant dans ses ouvrages. Fouquet rapporte qu'en faisant l'ouverture d'un cadavre, il fut surpris de ne trouver dans l'une des cavités de la poitrine que de pus, dans lequel nageait des flocons manbraneux, avec quelques concrétions lymphatiques, qui n'étaient que les débris du poumon consumé par la suppuration. Il est encore vrai qu'il existe des maladies où l'on éprouve une peine extrême à respirer, sans que la température du corps en ressente la plus légère influence. On l'a vue dans d'autres circonstances, s'élever de quelques degrés ; telle est la fièvre appelée lipyrie ou algide de Torti. On doit remarquer que ces observations se font toujours dans des inflammations très-vives, où la circulation et les mouvemens toniques sont plus actifs que dans l'état de santé; compensation par laquelle il est permis d'expliquer cette singulière disposition, et de répondre à ces objections empruntées à la pathologie avant de les avoir bien méditées.

On a vu, disions-nous, des personnes chez lesquelles il était censé de croire que les phénomènes de la respiration n'avaient pas eu lieu, et qui cependant s'étaient conservées sans

éprouver

éprouver de grandes variations de température, ainsi qu'on devait s'y attendre après une semblable désorganisation. Cette disposition ne pourrait s'expliquer, si on n'admettait pas des agens qui, venant au secours de ceux qui disparaissaient insensiblement, les aident d'abord et finissent par les remplacer lorsque ceux-ci ont cessé; la peau joint aux autres agens de calorification me semble jouer un rôle important. En effet, cet organe pourrait être regardé comme le lieu où il se fait une sorte de respiration, à la manière des végétaux; l'air frappant sans cesse à sa surface, le pénètre, et mis en contact avec le sang veineux, l'oxigène presque aussi bien que dans les bronches. Il se fait donc alors un dégagement de calorique, d'autant plus considérable que cette impression est étendue et devient facile à s'opérer. La peau sert également, ainsi que les voies respiratoires, à produire un certain degré de froid, par l'évaporation qui se fait à sa surface, et qui conserve de cette manière la chaleur vitale à une température à-peu-près égale, ainsi que nous le verrons plus loin. Ce dernier moyen de calorification, dont on n'a pas tenu compte, me semble suffisamment prouvé par toutes les remarques que j'ai faites sur la respiration, avec laquelle il a, sous ce rapport, une grande analogie.

Les alimens, après avoir été triturés et pénétrés de salive, sont introduits dans l'estomac, et parcourent successivement tout le tube intestinal, en subissant différentes altérations. Par ces élaborations, les alimens sont transformés en matière chyleuse, propre à servir de nourriture au corps, et à remplacer les molécules qui sont entraînées dans le mouvement de décomposition. Là, il se fait diverses combinaisons, le bol alimentaire fermente, et il se dégage du colorique. Je ne veux parler ici que des moyens chymiques, malgré qu'il existe un agent physique ou mécanique, dont je parlerai plus avant. Les zoophytes, considérés comme les derniers élémens de l'animalisation, dépourvus de vaisseaux et de nerfs, paraissent ne jouir que de ces moyens de calorification; aussi leur température se trouve-t-elle bien éloignée de celle des animaux plus parfaits.

Le chyle absorbé et versé dans le torrent de la circulation, subit, dans toutes ces transformations, de nouvelles altérations chymiques et vitales, pour fournir ensuite à la nutrition. Cette métamorphose, si l'on peut s'exprimer ainsi, ne peut se faire sans qu'il ne se dégage du calorique, ou qu'il ne se fasse une sorte de secrétion de chaleur, ainsi que l'appelait Draparnaud. Les fluides venant à se condenser par la formation des molécules organiques ou solides, il en résulte un dégagement de calorique qui est d'autant plus considérable que la nutrition est plus active. Aussi voyons-nous les enfans posséder plus de calorique que les vieillards, dont la nutrition, ainsi que toutes les fonctions, sont ralenties. Cette remarque peut s'étendre sur les personnes de tempéramens différens, chez lesquelles la nutrition se fait avec plus ou moins de force. On pourrait cependant dire, avec M. le professeur Richerand, que s'il y a, par l'acte de la nutrition, transformation de liquides en solides, le mouvement de décomposition nutritive, par lequel les solides sont liquéfiés, doit absorber une égale quantité de calorique. On peut répondre à cela, avec le même auteur, que le corps, à la naissance, est pourvu d'une quantité de calorique que les organes, par leur action, sont chargés de conserver jusqu'à la mort; on pourrait même ajouter que ce rapport n'est jamais changé, parce que ce n'est pas le seul foyer de calorique, et que ce qui est soustrait d'un côté, est tout aussitôt remplacé de l'autre.

Les fluides mis en mouvement, déplacent en circulant dans leurs vaisseaux les molécules solides avec lesquelles ils se trouvent le plus en rapport, de sorte que celles-ci, à leur tour, déplacent celles qui leur sont contigues, et de proche en proche toute la machine se trouve mue par la même impression : c'est là le mouvement tonique. Ce mouvement ne peut se faire qu'en exerçant, entre les molécules, un frottement d'où résulte un dégagement de calorique qui vient s'ajouter à la somme du calorique fourni par les autres moyens. Ce frottement est-il augmenté par des efforts musculaires très-grands ? la chaleur s'élève d'un ou deux degrés. Ce mouvement ne fait que presser les frottemens des molécules, en activant la circulation. C'est ainsi que les habitans de la Siberie résistent à un froid de 120.° th. f. Je crois aussi que si quelques petits animaux, et certains insectes supportent mieux l'influence des hivers rigoureux que les grands animaux, c'est qu'il y a en eux plus d'activité vitale, leurs mouvemens sont beaucoup plus rapides. D'après cela, il n'est pas du tout étonnant de voir l'abeille tout aussi bien pourvue de calorique que l'élephant, ainsi que l'a remarqué le docteur Martine. Dans tous les cas, une cause morale ou physique vient-elle à agir sur le système circulatoire ? aussitôt les phénomènes de caloricité répondent à l'activité ou à la diminution de ces mouvemens. La tonicité augmente dans une partie qui est le siége de l'inflammation ; il se développe en ce lieu une nouvelle circulation, ainsi que le disait Bordeu; il y a fièvre locale et augmentation sensible de chaleur. Il m'est arrivé assez souvent de vérifier ce fait dans les salles de l'Hôtel Dieu de Paris, en plaçant un thermomètre sur la surface d'un érysipèle, notamment chez une femme, dont l'inflammation érysipellateuse s'étendait jusques sous l'aisselle droite ; j'observai alors qu'il marquait un dégré de plus que lorsque je le placai sous l'aisselle du côté opposé, parfaitement saine.

Le défaut de mouvement diminue la chaleur; elle s'attiédit chez les animaux hivernans, comme le disait Blumenback, à l'approche de leur sommeil léthargique ; parce qu'en ce moment la tonicité diminue, les fonctions digestives sont nulles, ou à-peu-près, la respiration presque éteinte, ainsi que la circulation, la nutrition très-peu active. Elle décroît chez eux jusqu'à 4.° ou 5.° au-dessus de zéro, ainsi que le prouvent les expériences de M. Prunelle. Il ne leur reste que le mouvement tonique qui, se continuant bien long-temps après la mort chez les asphixiés, leur conserve un peu de chaleur. C'est encore ce mouvement qui semble agir et prédominer dans l'enfance, comme pour la défendre et la soustraire aux attaques d'une mort prématurée. Que ces phénomènes soient observés chez l'homme, sous l'influence des régions différentes du globe qu'il habite, sous celle des saisons, des jours et même des différentes heures de la journée, on verra qu'il existe une corrélation parfaite entre le degré de chaleur vitale, et l'activité des agens qui la produisent.

M. Fodéré croit que les animaux absorbent, par la surface extérieure de leur corps, les rayons lumineux, dont le rouge paraît être le seul réfléchi. Il rapporte, à ce sujet, le soin que les animaux prennent de rechercher la lumière pour se réchauffer. Il me semble que cet exemple n'est pas très-convincant ; car on pourrait tout aussi bien admettre que les animaux cherchent la lumière, comme étant propre à exciter leur enveloppe cutanée, et entretenir en eux cette activité vitale, sans laquelle les corps languissent, s'étiolent comme les plantes, et succombent à un excès de faiblesse, si cette influence salutaire vient à cesser pour eux.

Quant à ceux qui attribuent aux nerfs la faculté de produire la chaleur vitale, sans expliquer les modifications qu'ils éprouvent, je me permettrai de leur faire observer que la sensibilité étant une propriété générale du corps, on ne pourra la regarder comme la source de ce phénomène, à moins qu'on ne veuille dire que la respiration est une fonction nerveuse, parce que la paire des nerfs pueumo-gastrique la tient sous sa dépendance. D'ailleurs, comment pourrait-on l'expliquer pour le règne végétal, qui jouit d'une chaleur qui lui est propre et réellement vitale, et qui cependant est dépourvu de nerfs, ainsi que nous l'apprennent les dissections les plus minutieuses des botanistes. Je crois bien que les nerfs contribuent à l'accomplissement de ce phénomène; mais dans ce sens qu'ils donnent aux organes la faculté de sentir, de faire un choix de ce qui leur est utile, de se mouvoir enfin pour l'exécution de leurs fonctions respectives. Si on fait la ligature d'un faisceau nerveux, les parties où vont se distribuer ces nerfs perdent entièrement leur sensibilité, ou elle s'affaiblit considérablement : les mouvemens de composition et de décomposition disparaissent, l'organe diminue de volume, il se flétrit, le froid s'en empare, et la mort arrive à la suite de cette mutilation. On peut en dire de même du système artériel : si on fait la ligature des troncs principaux d'une extrémité, il en résulte une atrophie du membre et une diminution de chaleur. C'est une hypothèse dont je ne puis me rendre raison qu'en admettant de nouvelles hypothèses; c'est suivre un cercle vicieux, qui n'a d'autre résultat que celui d'avoir produit des conjectures; tandis qu'en suivant une autre route, on peut parvenir à des explications que la raison ne désapprouve pas, et qui sont confirmées par l'observation et l'expérience, dont l'autorité l'emporte sur toutes les rêveries des systématiques. On observera, peut-être, que les effets qui succèdent à la compression des nerfs sont spontanés? Je ne le nierai point; mais il pourra m'être permis de faire remarquer, à mon tour, que non-seulement le mouvement tonique cesse à l'instant même où il n'y a plus de nutrition, et par conséquent soustraction instantanée de calorique; mais aussi, dis-je, des résultats analogues pourront être produits par la ligature d'un tronc artériel. J'ai fait cette observation dans plusieurs cas d'opération, où l'on était obligé d'exercer une forte compression ; j'ai répété l'expérience sur des chiens, et je n'ai jamais été contredit sur ce point ; de sorte que si l'on veut absolument regarder le système nerveux comme l'agent producteur du calorique, le système artériel peut y être associé, puisqu'il partage avec lui la faculté de donner lieu aux mêmes résultats, et par les mêmes moyens. Maintenant il nous importe fort peu de savoir si la faculté de produire la caloricité appartient au système ganglionaire, ou bien aux nerfs de relations ; c'est une question oiseuse, dès que nous n'admettons pas le principe fondamental de la théorie. (1)

Les moyens que la nature emploie pour maintenir chez les animaux leur chaleur à une température égale, peuvent être expliqués, en

---

(1) Je ferai simplement remarquer, en passant, que la sensation du froid au chaud, perçue par le moi, est très-faillible. Ainsi, la sensibilité augmentée en un point du corps, pourra faire éprouver un sentiment d'ardeur plus ou moins considérable, sans que pour cela le thermomètre varie d'un cinquième de degré C'est une erreur de sentiment qui trompe non-seulement la personne qui éprouve ce phénomène, mais encore celle qui le vérifie sans thermomètre, par le simple secours du tact.

partie, par la physique, sans que pour cela il soit nécessaire, je dirai même possible, d'en exclure toute sorte d'influence vitale, à moins de tomber dans les égaremens de ceux qui veulent tout réduire à la matière et aux lois générales qui la régissent. L'opinion des physiologistes, qui voyaient dans la respiration un moyen propre à modérer la chaleur vitale, n'était qu'un peu exagérée, en ce qu'elle ne voulait pas admettre que cette fonction participât à un résultat bien opposé, celui de la caloricité. On n'ignore pas les phénomènes de l'évaporation, qui ont été observés par Cullen pour la première fois, et l'on ne peut douter aujourd'hui que la dissolution des fluides par le contact de l'air ne soit le moyen le plus actif de réfrigération. Je crois que ce même phénomène se passe à la surface des voies respiratoires comme à celle de la peau. Francklin, en les considérant ainsi, les compara, fort ingénieusement, à ces vases poreux, appelés *alcarazzas*, et dont se servent particulièrement les Espagnols pour rafraîchir leurs boissons. Les expériences de Delaroche confirment la justesse de ce rapprochement; cet expérimentateur habile, ayant placé différens animaux dans une atmosphère chaude et humide, où l'évaporation ne pouvait se produire à la surface de leur corps, observa que leur température s'était singulièrement élevée.

L'expérience de Legallois, quoique en sens contraire, pourrait, il me semble, se rapporter à ce phénomène ; ce physiologiste soufflait fortement dans la trachéartère d'un chien, et alors l'évaporation étant sans doute augmentée par l'air mis en mouvement, il s'opérait un refroidissement du corps assez intense pour donner la mort à l'animal. Au reste, on voit toujours l'évaporation être en rapport avec le degré de chaleur vitale. La température du corps est-elle augmentée par une cause qui aurait activé les mouvemens musculaires ou circulatoires ? aussitôt l'évaporation devient plus considérable ; si ce rapport n'existe pas, il en résulte le plus souvent des maladies qui se manifestent par des symptômes d'irritation. Telles sont les courbatures et les inflammations des membranes des cavités splanchniques. Les chiens, après une longue course, tirent la langue, et semblent ainsi vouloir augmenter les surfaces où s'opère l'évaporation. Je pourrais faire à ce sujet une foule de rapprochemens qui trouveraient leur application naturelle à ce phénomène, sans que pour cela il fût possible de montrer avec plus d'évidence ce que je veux établir ; aussi je m'en abstiens dans la crainte d'employer du temps fort inutilement.

Il serait tout-à-fait insuffisant de prétendre expliquer, par les simples lois de la physique, la propriété dont jouissent les animaux, de conserver leur chaleur à un degré constant, sans céder à cette tendance qu'ont les corps de se mettre en équilibre, quelle que soit leur différence de température. Les corps organisés sont bien soumis aux lois générales du monde, mais ils ont en eux une force qui dirige et modifie, selon ses besoins, celles du dehors. Lorsque cette influence vient à s'affaiblir ou à disparaître, l'individu devient malade, ou il cesse de vivre. Les lois extérieures ou générales, ne sont pour le corps que des moyens dont la nature vivante dispose pour aller à ses fins ; et tant que l'animal vit, tant qu'il jouit de ses forces, ses lois restent secondaires et subordonnées, et ne prédominent que lorsque la vie va s'éteindre, et que les lois du grand monde vont l'emporter sur celles du petit, ainsi que s'exprimait Grimaud : *nam hominis natura sæpè universi potestatem non superat.* Hyp.

La caloricité ne pourrait donc être bien

conçue, si on n'admettait point la puissance qu'exerce la vie sur ces phénomènes communs à tous les corps indistinctement; elle seule peut être regardée comme chargée de régler le degré de chaleur qui convient à l'individu. Il nous suffit de savoir qu'il en est ainsi pour les êtres organisés, et de renoncer à cette ambitieuse prétention de connaître comment ce phénomène peut avoir lieu; ce sont de ces mystères que la nature s'est réservée comme celui de la génération, placés bien au-delà de la portée de l'intelligence humaine. J'ai cherché à montrer, aussi exactement qu'il m'a été possible de le faire, les moyens que la nature emploie pour préserver le corps des atteintes d'une température supérieure à la sienne. Maintenant il me reste à expliquer de quelle manière il résiste à l'action d'un froid excessif.

Lorsque les animaux sont exposés à une température inférieure, on voit le corps se roidir, pour ainsi dire, contre cette influence fâcheuse; l'organe cutané se contracter et diminuer ainsi l'évaporation, qui se fait toujours avec plus de facilité lorsque la peau est relâchée, et que les pores sont ouverts. La digestion est plus active, ainsi que le mouvement de composition et de décomposition; la respiration se fait avec plus de liberté et avec plus de fréquence ; la circulation est plus rapide, les mouvemens musculaires plus faciles ; tout le corps, en un mot, éprouve un surcroît d'énergie nécessaire pour s'opposer à l'introduction de cet agent ennemi. Lorsque le corps est faible, et que le froid vient à s'en emparer, il ralentit les fonctions et finit par causer la mort, si la réaction des organes n'est pas assez forte pour le repousser. Avant de succomber, on se sent porté irrésistiblement à un sommeil perfide, avant-coureur de la mort. Ainsi périssent les voyageurs surpris au milieu des glaces des montagnes des deux mondes, lorsque la main secourable de leurs pieux et courageux habitans ne vient pas les arracher à ce repos de mort. Le froid produit le sommeil chez les animaux hivernans, comme on le voit chez les autres animaux qui ne sont pas soumis à cette habitude, sans qu'il soit nécessaire de l'attribuer à toute autre cause. Pallas l'a observé pendant l'été, en plaçant dans une glacière le loir et d'autres animaux semblables. Nous voyons qu'un excès de chaleur produit les mêmes effets ; Barthez cite, d'après M. le comte de Lacépède, que le tourec, espèce de hérisson, succombe à ce sommeil, qui ne se dissipe qu'au retour d'une température plus fraîche. En rappellant ce que nous disions, il n'y a qu'un instant, nous conclurons qu'il est nécessaire, pour que le corps puisse résister au froid, qu'il possède une grande énergie vitale, qu'on ne peut malheureusement retrouver chez les personnes soumises à de grandes privations, à de grandes fatigues. C'est à cette double influence que succombèrent les soldats de Charles XII, au milieu de l'Ukraine, lors du mémorable hiver de 1709. Ainsi disparut cette armée de l'Europe, dont le courage héroïque brava, pendant un quart de siècle, les coups de ses innombrables ennemis, et qui céda en un instant aux rigueurs de l'hiver de 1812, dans les champs moscovites.

Je bornerai à ces considérations et à ces exemples ce que j'avais à dire sur la caloricité; croyant qu'en la considérant ainsi, on peut, sans manquer de respect à la vérité, sans faire heurter les faits les plus contradictoires les uns contre les autres, on peut, dis-je, répondre à toutes ces objections foudroyantes pour les théories exclusives. Ici nous reconnaissons la prévoyance de la nature qui a disséminé les sources de la chaleur vitale, afin que si d'un côté les moyens de calorification venaient à se ralentir, ou à disparaître, ils fussent secondés ou remplacés par l'activité des autres, et pussent, par cette connexité, conserver au corps un degré de chaleur convenable pour le libre exercice de ses fonctions, pour la conservation de sa vie.

FIN.

BIBLIOTHEQUE NATIONALE DE FRANCE
3 7531 00391444 8

www.ingramcontent.com/pod-product-compliance
Ingram Content Group UK Ltd.
Pitfield, Milton Keynes, MK11 3LW, UK
UKHW012112240726
13965UKWH00004B/1714